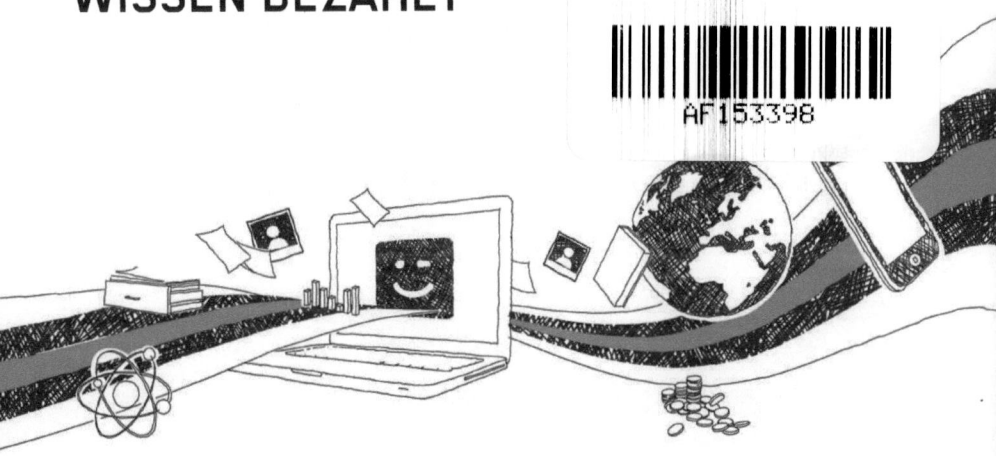
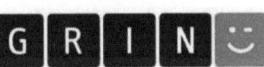

Inklusion in der beruflichen Bildung. Fachpraktikerberufe im Berufsfeld Ernährung und Hauswirtschaft

Sabine Scholle

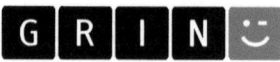

Bibliografische Information der Deutschen Nationalbibliothek:

Die Deutsche Nationalbibliothek verzeichnet diese Publikation in der Deutschen Nationalbibliografie; detaillierte bibliografische Daten sind im Internet über http://dnb.d-nb.de abrufbar.

ISBN: 9783346333766
Dieses Buch ist auch als E-Book erhältlich.

Das Buch bei GRIN: https://www.grin.com/document/981536

Studienarbeit

Fachpraktikerberufe im Berufsfeld Ernährung und Hauswirtschaft im Kontext von Inklusion

Name   Sabine Scholle

Hochschule   Institut für Berufliche Lehrerbildung
              Fachhochschule Münster

Studiengang   BA Berufskolleg
              Berufliche Fachrichtung: Ernährungs- und Hauswirtschaftswissenschaft
              Allgemeinbildendes Fach: Biologie

Abgabedatum   18.02.2019

Inhaltsverzeichnis

Tabellenverzeichnis

Abkürzungsverzeichnis

BA	Bundesagentur für Arbeit
BDA	Bundesvereinigung der Deutschen Arbeitgeberverbände
BiBB	Bundesinstitut für Berufsbildung
BBiG	Berufsbildungsgesetz
BFS	Berufsfachschule
CRPD	Convention on the Rights of Persons with Disabilities
EuH	Ernährung und Hauswirtschaft
HA	Hauptausschuss
HwO	Handwerksordnung
IAB	Institut für Arbeitsmarkt- und Berufsforschung der Bundesagentur für Arbeit
IHK	Industrie- und Handelskammer
KldB	Klassifikation der Berufe
NRW	Nordrhein-Westfalen
ReZA	Rehabilitationspädagogische Zusatzqualifikation für Ausbilder
SGB	Sozialgesetzbuch
UNESCO	United Nations Educational, Scientific and Cultural Organization

Abstract

Mit der Ratifizierung der UN-Behindertenkonvention im Jahr 2009 erhielt der Inklusionsbegriff einen rechtsverbindlichen Charakter. Unterschiedliche gesellschaftliche Barrieren sollen abgebaut werden, die Behinderung und Benachteiligung begünstigen bzw. vergrößern. Bildungsgerechtigkeit und Chancengleichheit sollen Menschen mit Behinderung die gesellschaftliche Teilhabe durch eine Berufsausbildung ermöglichen. Fachpraktikerausbildungen nach § 66 BBiG/§ 42m HwO sind spezielle Ausbildungen für Menschen mit Behinderung, die im Berufsfeld Ernährung und Hauswirtschaft stark nachgefragt werden. Zunehmend wird in Frage gestellt, ob dieses Ausbildungskonzept die Anforderungen eines inklusiven Bildungssystems erfüllen kann. Fachpraktikerausbildungen bieten im Berufsfeld Ernährung und Hauswirtschaft Menschen mit Behinderung eine Berufsausbildung mit Perspektiven auf dem Arbeitsmarkt. Jedoch erfordert die Realisierung einer inklusiven beruflichen Bildung eine Verbesserung struktureller und rechtlicher Rahmenbedingungen.

1 Einleitung

Für Menschen mit Behinderung gibt es spezielle Ausbildungsregelungen. Die Nachfrage nach diesen Ausbildungsmöglichkeiten ist im Berufsfeld Ernährung und Hauswirtschaft (EuH) im Vergleich zu anderen Berufszweigen hoch (Kettschau, 2013, S. 8). Der Anteil der Ausbildungen mit Rehabilitationsauftrag mit über 50 % Anteil an den Neuabschlüssen deutet auf Fördermaßnahmen hin. Die Ausbildungskonzepte verfolgen vermutlich neben der beruflichen Ausbildung eine Vermittlung von hauswirtschaftlichen Basisfertigkeiten für den eigenen Haushalt und die Bewältigung des eigenen Lebens (Kettschau, 2008, S. 5f.). Die Ausbildungszahlen insgesamt und besondere Maßnahmen zur Teilhabe behinderter Menschen gehen zurück, obwohl der Bedarf vor dem Hintergrund von Inklusionsbestrebungen steigt (Bundesagentur für Arbeit (BA), 2019, S. 10).

1.1 Ausgangslage

Technologischer Fortschritt, fortschreitende Digitalisierung und gesellschaftlicher Wandel stellen hohe Anforderungen an die Qualifikation der Erwerbstätigen. In nahezu allen Berufsfeldern verändern sich die Anforderungsprofile (Autorengruppe Bildungsberichterstattung, 2018, S. 30). Ziel ist es, den Anteil junger Menschen zu reduzieren, die keine Berufsausbildung in einem anerkannten Beruf abschließen. Denn der prognostizierte Bedarf an qualifizierten Fachpersonal steigt bis 2035. Gleichzeitig sinkt die Nachfrage nach Helfertätigkeiten. Den Erfordernissen des Arbeitsmarktes kann die Gesellschaft nur gerecht werden, wenn sie das Humankapital optimal berufsspezifisch nutzt (Bundesinstitut für Berufsbildung (BiBB), 2018b, S. 2ff.; BiBB & Institut für Arbeitsmarkt- und Berufsforschung der Bundesagentur für Arbeit (IAB), 2018). Als universellen Bildungsanspruch formuliert das UNESCO-Programm „Bildung für alle". Die Verabschiedung der Global Nachhaltigkeitsagenda bekräftigt diese Forderung. Bis 2030 soll weltweit hochwertige, inklusive und chancengerechte Bildung für alle Menschen möglich sein (Deutsche UNESCO-Kommission, 2019).

Aufgabe einer inklusiven Berufsausbildung ist es, Exklusionsrisiken zu mindern und Menschen mit Behinderung eine Chance zu geben, eine Berufsausbildung in einem anerkannten Beruf zu absolvieren. Dadurch können sie gesellschaftliche Teilhabe erreichen und Bildungsgerechtigkeit sowie Chancengleichheit erfahren (Bylinski, 2015, S. 51). Für Menschen mit Behinderung, die überwiegend lernbehindert sind, sind in § 66 BBiG/§ 42m HwO spezielle Berufsausbildungsmöglichkeiten geregelt. Nach einer amtlichen Prüfung der Behinderung ist eine theoriegeminderte Fachpraktikerausbildung möglich. Das Angebot der Fachpraktikerberufe ist im Berufsfeld Ernährung und Hauswirtschaft vielfältig. Diese Ausbildungsmöglichkeiten fragen Menschen mit Behinderung am meisten nach. Wahrscheinlich bedingen die Praxis- und Alltagsnähe der Tätigkeiten die hohen Ausbildungsabschlüsse (Kettschau, 2013. S. 8f.).

1.2 Zielsetzung und Aufbau der Arbeit

Die aktuelle Problematik zur Einbindung von Menschen mit Behinderung in die duale Ausbildung, die nicht regulär nach § 64 sowie § 65 des BBiG beschult werden können, sondern eine Fachpraktikerausbildung nach § 66 BBiG/§ 42m HwO absolvieren können, wird unter wissenschaftlichen Aspekten aus verschiedenen Perspektiven diskutiert. Die unterschiedlichen Haltungen zu den Fachpraktikerausbildungen beziehen sich hierbei vor allem auf die Aspekte des tatsächlich nachhaltigen inklusiven Nutzens jener Ausbildungsform sowie der Meinung nach „realistischen" Ausbildungsmöglichkeiten. Vor dem Hintergrund dieses Diskurses wird diese schriftliche Ausarbeitung nach folgenden Fragestellungen untersucht:

1) Sind Fachpraktikerausbildungen nach § 66 BBiG/§ 42m HwO ein inklusives Ausbildungsangebot für Menschen mit Behinderung, das die Leitlinien zur Inklusion der UN-Behindertenkonvention erfüllt?

2) Welche Chancen und Grenzen bieten Fachpraktikerberufe im Berufsfeld EuH im Kontext von Inklusion?

Zu Beginn erfolgt eine Vorstellung des Berufsfelds EuH und die Beschreibung des Berufsprofils des Fachpraktikers[1] unter expliziter Vorstellung der Fachpraktikerausbildung Küche (Beikoch). Thema des nächsten Kapitels ist die Inklusion in der beruflichen Bildung am Beispiel der Fachpraktikerberufe. Nach einer Erläuterung der Unterschiedlichkeit des Inklusionsverständnisses wird die Bedeutung der Inklusion in der beruflichen Bildung herausgestellt. Daran schließt sich eine Diskussion zu Inklusion und Fachpraktikerausbildungen an. Den Schluss der Arbeit bildet das Fazit, das die Fragen zu beantworten versucht.

2 Fachpraktikerberufe im Berufsfeld Ernährung und Hauswirtschaft

Menschen mit Behinderung sollen grundsätzlich in staatlich anerkannten Ausbildungsberufen ausgebildet werden. Bei Bedarf können sie einen Nachteilsausgleich erhalten. Wenn sie nicht eine Berufsausbildung in einem anerkannten Beruf wegen Art und Schwere ihrer Behinderung absolvieren können, haben sie die Möglichkeit einer theoriegeminderten Fachpraktikerausbildung (Zöller, Srbeny & Jörgens, 2017, S. 10f.).

2.1 Das Berufsfeld Ernährung und Hauswirtschaft

Das Berufsfeld EuH vereint sowohl Berufe gewerblich-technischer und handwerklicher Ausrichtung als auch branchenspezifische Verkaufsberufe, Gastgewerbeberufe und andere personenbezogene Dienstleistungsberufe (Kettschau, 2013, S. 3). Die Klassifikation der Berufe 2010 (KldB 2010) der BA gliedert die Berufe nach zwei Dimensionen. In den vier obersten Ebenen erfolgt die Gruppierung nach den ähnlichen berufsspezifischen Tätigkeiten und den

---

[1] Mit der gewählten Form (= männliche Geschlechtsform) werden stets alle drei Geschlechter (männlich, weiblich, divers) angesprochen.

dafür notwendigen Fertigkeiten und Kenntnissen. Die Unterteilung in Komplexitätsgrade der Tätigkeit auf der untersten Ebene berücksichtigt die Anforderungsniveaustufen eins bis vier, d.h. von Helfer- und Anlerntätigkeiten bis zu hoch komplexen Tätigkeiten (Fegebank, 2015, S. 48f.). In der Berufssystematik der BA sind die EuH-Berufe nicht in Berufsgruppen und -ordnungen gebündelt, sondern verteilen sich in verschiedenen Berufsfeldern, wie z.b. Dienstleistung, Gesundheit und Produktion/Fertigung. Darunter befinden sich 32 Ausbildungsberufe der EuH, differenziert nach dualen Ausbildungen, Berufsfachschulausbildungen (BFS) und Ausbildungen nach § 66 BBiG/§ 42m HwO. Diese Berufe haben teilweise eine deckungsgleiche wissenschaftliche Basis, da sie mit Ernährung und Nahrung zu tun haben. Jedoch weisen sie sehr unterschiedliche Berufsbilder auf (ebd., S. 50ff.; Kettschau, 2013, S. 3).

Die Berufe des Berufsfeldes EuH werden von Schülern in der Phase der Berufsorientierung nicht als hinreichend attraktive Berufe oder überhaupt nicht wahrgenommen. Jedoch bildet der Beruf des Kochs eine Ausnahme (Rahn, Brüggemann & Hartkopf, 2013, S. 22). Jugendliche mit besonderem Förderbedarf bevorzugen ebenfalls eine Ausbildung im Bereich Küche (BiBB, 2016, S. 24) Die Ausbildung von Behinderten in einem staatlich anerkannten Beruf ist in § 64 BBiG/§ 42k HwO festgelegt. Bei Bedarf können Unterstützungen nach § 65 BBiG/§ 42l HwO gewährt werden, um Nachteile auszugleichen (Zöller, Srbeny & Jörgens, 2017, S. 10f.). Ein Nachteilsausgleich soll dem mit einer Behinderung und/oder einem Bedarf an sonderpädagogischer Unterstützung und/oder einer Erkrankung verbundenen Nachteil dienen. Dabei dürfen das Anspruchsniveau und die Qualität der Ergebnisse durch den Ausgleich nicht herabgesetzt werden (Vollmer & Frohnenberg, 2014, S. 12). Wenn die Behinderung aufgrund der Art und Schwere diese Ausbildung nicht zulässt, kann auf Antrag die zuständige Stelle eine theoriegeminderte Fachpraktikerausbildung nach § 66 BBiG/§ 42 m HwO gewähren (Zöller et al., 2017, S. 10f.). Im Bereich EuH existieren z.b. Fachpraktikerausbildungen für Hauswirtschaft, für Küche (Beikoch), für Fleischer und Bäcker sowie im Nahrungsmittelverkauf (BA, 2018a).

2.2 Das Berufsprofil Fachpraktiker

Die Ausbildung in einem Fachpraktikerberuf gem. § 66 BBiG/ § 42 m HwO dürfen ausschließlich Menschen mit Behinderung aufnehmen, deren Art und Schwere keine reguläre Ausbildung zulässt. Voraussetzung ist ein Antrag bei der zuständigen Stelle, in dem die Art und Schwere der Behinderung festgestellt werden muss.

Nach dem Übereinkommen über die Rechte von Menschen mit Behinderungen (Convention on the Rights of Persons with Disabilities (CRPD)) entwickelt sich das Verständnis von Behinderung ständig weiter. Menschen mit langfristigen Beeinträchtigungen sind behindert, wenn für sie Barrieren entstehen, die einstellungs- und umweltbedingt sind. Körperliche, seelische, geistige oder Sinnesbeeinträchtigungen können diese Menschen hindern, voll, wirksam und gleichberechtigt an der Gesellschaft teilzunehmen (Beauftragte der Bundesregierung für die

Belange von Menschen mit Behinderungen, 2017, S. 8). Gemäß § 2 Abs. 1 SGB IX (Neuntes Sozialgesetzbuch (SGB)) ist eine Barriere längerfristig, wenn sie mit hoher Wahrscheinlichkeit einen Zeitraum von sechs Monaten überschreiten könnte. Eine Beeinträchtigung liegt vor, wenn eine Abweichung des Körper- und Gesundheitszustandes vom Zustand vorliegt, der für das Lebensalter typisch ist (SGB, 2016).

Die Grundlage der Fachpraktikerausbildungen gem. § 66 BBiG/ § 42 m HwO bilden die Ausbildungsinhalte der anerkannten Ausbildungsberufe. Im Dezember 2010 verabschiedete der BiBB-Hauptausschuss als Empfehlung die Rahmenregelung für Ausbildungsregelungen für behinderte Menschen nach § 66 BBiG/§ 42 m HwO (HA-Empfehlung 136). Sie soll sicherstellen, dass die Fachpraktikerausbildungen bundeseinheitliche Richtlinien und Standards haben. Das Verzeichnis der anerkannten Ausbildungsberufe vom 19.06.2018 enthält annähernd 300 Ausbildungsregelungen nach § 66 BBiG/§ 42m HwO (BiBB, 2018a, S. 2). Auf der Basis der Rahmenregelungen verfasst der BBiB-Hauptausschuss berufsspezifische Musterregelungen als bundeseinheitliche Empfehlung. Für das Berufsfeld EuH verabschiedete der BBiB-Hauptausschuss berufsspezifische Musterregelungen für die Fachpraktikerausbildungen Hauswirtschaft im Dezember 2010 und Küche im September 2011 (Zöller et al., 2017, S. 10). Jedoch bestehen keine bundeseinheitlichen rechtlichen Regelungen. Die zuständigen Kammern erlassen Ausbildungsregelungen in Anlehnung der entsprechenden BBiB-Empfehlungen. Im Vergleich zur Ausbildung im anerkannten Ausbildungsberuf sind für Menschen mit Lernschwierigkeiten die Ausbildungsinhalte theoriegemindert, andererseits kann der praktische Ausbildungsanteil reduziert werden, wenn eine körperliche Behinderung die Ausführung nicht zulässt. Die Ausbildung kann im Betrieb und in speziellen Ausbildungsstätten absolviert werden (Rehadat-Bildungsportal, 2019). Die vertraglichen Regelungen zwischen den Auszubildenden und den Ausbildungsbetrieben ermöglichen jederzeit den Durchstieg von der Fachpraktikerausbildung zur regulären Ausbildung. Die Auszubildenden besuchen die reguläre Berufsschule oder eine Berufsschule mit besonderem Förderschwerpunkt. Die betrieblichen Ausbilder sollen über eine rehabilitationspädagogische Zusatzqualifikation für Ausbilder (ReZA) verfügen. Davon kann abgesehen werden, wenn die Qualität der Ausbildung auf andere Weise sichergestellt werden kann (Bundesvereinigung der Deutschen Arbeitgeberverbände (BDA), 2019).

Im Weiteren erfolgt die exemplarische Darstellung eines Fachpraktikerberufsprofils für das Berufsfeld EuH anhand der Fachpraktikerausbildung Küche (Beikoch).

Fachpraktiker Küche (Beikoch) helfen bei der Zubereitung und Anrichten von Speisen mit. Weitere Tätigkeitsfelder sind die Warenannahme, Qualitätsprüfung der Lebensmittel und deren Lagerung. Die Ausübung des Berufes erfordert Handgeschick, einen guten Geruchs- und Geschmackssinn, Sorgfalt und Verantwortungsbewusstsein (BA, 2016). Die duale Ausbildung

Fachpraktiker Küche (Beikoch) ist nach den Kammerregelungen gemäß § 66 BBiG/§ 42m HwO festgelegt. Die Ausbildung orientiert sich an der Ausbildung zum Koch und soll auf der Grundlage der Empfehlung des Hauptausschusses des BiBB vom 30.09.2011 durchgeführt werden. Die Ausbildung kann in ausbildungsrechtlichen Ausbildungsbetrieben und -einrichtungen stattfinden, die für behinderte Menschen geeignet sind und in denen geeignete Ausbilder tätig sind. Jedoch wird eine Ausbildung in Bildungseinrichtungen empfohlen, zu denen betriebliche oder schulische Ausbildungsstätten nicht zählen. Findet die Ausbildung in einer Ausbildungseinrichtung statt, soll diese mindestens 12 Wochen in einem oder in mehreren geeigneten Ausbildungsbetrieben innerhalb des Ausbildungszeitraumes erfolgen. Empfohlene spezielle Förderphasen vor der Zwischen- und der Abschlussprüfung ermöglichen die Unterstützung des/der Auszubildenden bei seiner Entwicklung. Die Fertigkeiten, Kenntnisse und Fähigkeiten der Ausbildung werden in § 8 Abschnitt 2 der Ausbildungsregelung über die Berufsausbildung zum Fachpraktiker (Beikoch) explizit genannt (s. Anhang, S. 20). Die berufliche Handlungsfähigkeit wird erreicht, wenn der Auszubildende mindestens einfache arbeits- und küchentechnische Verfahren bei der Vor- und Nachbereitung von Speisen sowie das Anrichten von Gerichten beherrscht und dabei die Geräte, Maschinen und Gebrauchsgüter wirtschaftlich unter Berücksichtigung des Arbeits-, des Umwelt-, des Gesundheitsschutzes und der Hygiene einsetzt. Gemäß des Ausbildungsrahmenplans soll ein individueller Ausbildungsplan erstellt werden, der dem Auszubildenden eine Ausübung einer qualifizierten beruflichen Tätigkeit ermöglicht. Bei der beruflichen Handlungskompetenz, die selbstständiges Planen, Durchführen und Kontrollieren umfasst, soll nicht gesondert herausgestellt werden, dass der Auszubildende Hilfestellungen benötigt. Bei der Bewertung der schriftlichen Prüfungsaufgaben soll sich die Bewertung darauf beziehen, ob die Lösungen fachlich richtig sind und ob die fachlichen Zusammenhänge verstanden sind (Hauptausschuss des BiBB, 2011).

3 Inklusion in der beruflichen Bildung am Beispiel der Fachpraktikerberufe

In Deutschland haben sich die Arbeitskonzepte in den letzten Jahrzehnten gewandelt. Einerseits fand eine Verberuflichung vieler Tätigkeiten statt, andererseits gibt es immer weniger Arbeitsplätze für ungelernte und geringqualifizierte Arbeitskräfte. Daher besteht für junge Menschen keine Alternative zur beruflichen Qualifikation, um gute berufliche Perspektiven zu haben. Um geringqualifizierten Jugendlichen eine Chance zur Berufsausbildung zu geben, sollte eine Inklusion dieser schwächeren Schulabgänger in die duale Berufsausbildung ermöglicht werden (Heimann, 2013, S. 1f.). Denn insbesondere der Übergang von der Schule in eine Berufsausbildung ist ein Exklusionsrisiko (Bylinksi & Rützel, 2016, S. 12). Im Berufsfeld EuH werden einige Fachpraktikerausbildungen angeboten, z.B. Fachpraktiker Küche (Beikoch) und Fachpraktiker Hauswirtschaft (Kettschau, 2013, S. 8).

3.1 Inklusionsverständnis

Der Inklusionsbegriff ist aktuell in der Gesellschaft fast allgegenwärtig. Dennoch weichen die Begriffsdefinitionen und Zielvorstellungen voneinander ab, da oft nicht das Gleiche gemeint ist (Friend, Cook, 2010, S. 297f.). In der im Jahr 1994 verabschiedeten Salamanca-Erklärung der UNESCO ist der Inklusionsbegriff weit gefasst. Danach sollen Diskriminierungen vermieden werden und Gemeinschaften, die alle Menschen aufnehmen, geschaffen werden. Ziel ist es, mit Heterogenität und Vielfalt wertschätzend umzugehen (Löser & Werning, 2015, S. 18; UN-ESCO, 1994, S. 4).

Erst mit der Ratifizierung der UN-Behindertenrechtskonvention im Jahr 2009 erhielt der Inklusionsbegriff in Deutschland einen rechtsverbindlichen Charakter. Der Schwerpunkt dieser Konvention liegt auf Menschen mit Behinderung, die gemäß Artikel 24 Absatz 1 c befähigt werden sollen, wirklich an der freien Gesellschaft teilnehmen zu können (Löser & Wernig, 2015, S.18).

Diese Teilhabe kann dadurch erreicht werden, indem die unterschiedlichen gesellschaftlichen Barrieren abgebaut werden, die Behinderung und Benachteiligung begünstigen bzw. verursachen (Lindmeier & Lindmeier, 2012, S. 16ff.).

Nach Wocken (2010, S. 2) verliert der Mensch mit Behinderung erst in der Phase der Inklusion den Status der Andersartigkeit, da die Individualität des Menschen in den Vordergrund rückt und die Behinderung bei vollständiger Integration nicht mehr existiert. Er unterscheidet fünf Qualitätsstufen der Behindertenpolitik und -pädagogik: Extinktion, Exklusion, Separation, Integration und Inklusion (s. Tabelle 1, S. 11). Auf der jeweils höheren Qualitätsstufe werden die Werte der vorherigen Stufe transferiert und ein höheres Rechtsgut hinzugefügt, das realisiert werden soll. Menschen mit Behinderung haben auf der Stufe Extinktion (Vorstufe) keinerlei Rechte. Sie gelten als „lebensunwertes" Leben. Auf der Stufe Exklusion erhalten sie das Recht auf Leben. Ein berechtigter Zugang zum Bildungs- und Erziehungssystem bleibt verwehrt. Auf der nächsten Stufe Separation besteht das Recht auf Bildung in einem separierten Sonderschulwesen. Auf der Stufe der Integration haben Menschen mit Behinderung das Recht auf Gemeinsamkeit und Teilhabe. Sie können mit nichtbehinderten Menschen gemeinsam Bildungseinrichtungen besuchen und erhalten durch Fördermaßnahmen Teilhabe an der allgemeinen Bildung. Jedoch ist das Recht auf Teilhabe daran gebunden, ob äußere oder individuale Bedingungen erfüllt werden können. Die höchste Stufe bildet die Inklusion. Sie ist erreicht, wenn Selbstbestimmung und Gleichheit gegeben sind. Menschen mit Behinderung müssen keine Vorbedingungen erfüllen. Sie haben sich nicht an die Normalität anzupassen, sondern Barrieren müssen abgebaut werden, indem jede Umwelt ausnahmslos „integrationsfähig" wird.

Tabelle 1: Qualitätsstufen der Behindertenpolitik und -pädagogik (angelehnt an Wocken, 2010, S. 2)

Stufe	Rechte
4.) Inklusion	Recht auf Selbstbestimmung und Gleichheit
3.) Integration	Recht auf Gemeinsamkeit und Teilhabe
2.) Separation	Recht auf Bildung
1.) Exklusion	Recht auf Leben
0.) Extinktion	Keine Rechte

Nach Hinz (2014, S. 17) ist für die Entwicklung von Menschen und für ihr Zusammenleben im inklusiven Verständnis die Vielfalt von Menschen förderlich. Der Blick bezieht sich auf die Gesamtheit der Aspekte, die zu einer gesellschaftlichen Diskriminierung führen können. Inklusion bedeutet unter Beachtung der universellen Menschenrechte und der Bürgerrechtsbewegungen die Ablehnung jeglicher Form der Diskriminierung und Marginalisierung. Jedem Menschen muss das Recht auf Selbstbestimmung und auf eine gleichberechtigte gesellschaftliche Teilhabe ermöglicht werden. Die Vision, weltweit eine inklusive Gesellschaft zu realisieren, erfordert konkrete Entwicklungsschritte. Nach Prengel (2015, S. 31) werden durch Inklusion vielfältige Lebens- und Lernweisen im Bildungswesen anerkannt. Das Gleichheitsprinzip und das Freiheitsprinzip können dadurch verwirklicht werden, dass alle Menschen die Chancengleichheit und Teilhabe an Bildung erhalten und individuell eigenständige Lernweisen ermöglicht werden, die fürsorglich und unterstützend begleitet werden. Die inklusive Pädagogik muss alle Gestaltungsebenen von Bildung tangieren, damit Inklusion in der Praxis gelingen kann. Unter anderem gehören dazu die Öffnung der wohnortnahen Schule für alle Schüler, eine inklusive Didaktik und eine ausreichende Ausstattung mit Ressourcen (ebd., S. 32f.). Nach El-Mafaalani (2011, S. 39ff.) kann Inklusion in einer heterogenen Gruppe gelingen, wenn nicht Homogenisierung und Selektion das Ziel sind, sondern „die pädagogische Leitidee von Normalität im Hinblick auf Entwicklung, Begabung und Leistungsfähigkeit durch jene ersetzt wird, die Ungleichheit erkennt, akzeptiert und als Potential nutzbar macht". Jeder Einzelne soll sich entwickeln können und entsprechen seiner Fähigkeiten, Schwächen und Interessen individuell gefördert werden.

3.2 Bedeutung der Inklusion in der beruflichen Bildung

Heterogenität ist für inklusive Bildung der Normalzustand (Budde & Hummrich, 2013). Nach Prengel (2001, S. 93) ist der Einzelne wertvoll für die Gesellschaft und gehört von Anfang an dazu. Der Nutzen für die Gesellschaft wird nicht gewertet. Die Verschiedenheit ist normal. Sie wird im Sinne der Inklusion gleichermaßen anerkannt, respektiert und wertgeschätzt. Prengel versteht unter dieser „egalitären Differenz" die Grundlage für eine Pädagogik der Vielfalt. Ziel der beruflichen Bildung ist es, jungen Menschen mit Behinderung und ohne Behinderung eine berufliche Handlungsfähigkeit zu vermitteln, damit sie gleichberechtigt an der Gesellschaft teilhaben können (Bylinski & Rützel, 2016, S. 7). Nach dem weiten Verständnis der UNESCO sollen alle Menschen die gleichen Möglichkeiten haben, eine qualifizierte hochwertige Bildung zu erlangen und unabhängig von ihren Lernbedürfnissen ihre Potentiale ausschöpfen zu können (Beauftragte der Bundesregierung für die Belange von Menschen mit Behinderungen, 2017, S. 21ff.).

Infolgedessen sollte es Aufgabe der beruflichen Bildung sein, Menschen mit Behinderung in heterogenen Lerngruppen, die eine individuelle Förderung ermöglichen, auszubilden. Unterschiedlichkeit der Auszubildenden und deren individuelle Potenziale erfordern angepasste Ausbildungskonzepte, um optimale Lernergebnisse erreichen zu können. Die Individualität der Lernenden sollte als Gewinn wertgeschätzt werden. Sie kann nicht nur „Anregungspotential" (Budde & Hummrich, 2013, S. 9) und Ressource für individuelles, sondern auch für ein wechselseitiges Lernen und Entwickeln sein (Bylinski & Rützel, 2016, S. 9ff.). Die Umsetzung einer inklusiven beruflichen Bildung erfordert die Verankerung und Absicherung in reguläre Ausbildungsstrukturen. Damit allen jungen Menschen jede Option eröffnet wird, einen Zugang zu einer anerkannten Berufsausbildung zu erlangen. Individuelle Wege können durch die Ausgestaltung der Strukturelemente Individualisierung, Flexibilisierung und Anschlussfähigkeit sowie Durchlässigkeit erreicht werden. Individuelle Übergangs- und Bildungsbegleitung, zeitliche Flexibilisierung der Ausbildungsdauer und die Verknüpfung von Ausbildungsinhalten können dazu beitragen (Bylinski, 2016, S. 6ff.).

3.3 Diskussion zu Inklusion und Fachpraktikerausbildung

Ziel von Inklusion ist es, strukturelle und rechtliche Rahmenbedingungen zu schaffen, die die Ausgangslagen benachteiligter Menschen ausgleichen können und ihnen eine Teilhabe an der regulären Berufsausbildung ermöglichen. Inklusion ist im Gegensatz zur Integration mit einem Rechtsanspruch verbunden, hebt den rechtlichen verbindlichen Nachteilsausgleich hervor und steht im Einklang mit dem Benachteiligungsverbot des Grundgesetzes (Art. 3) (Herdegen, 1995).

Bildungsgerechtigkeit und Chancengleichheit ermöglichen Menschen mit Behinderung die gesellschaftliche Teilhabe durch eine Berufsausbildung. Das Recht auf Bildung für Menschen mit Behinderung ist im Artikel 24 der UN-Behindertenkonvention festgeschrieben. Seit 2009 ist dieses Recht in Deutschland gültig. Seitdem erließen die Bunderegierung und -ministerien bildungspolitische Leitlinien dazu, die jedoch den weiten Inklusionsbegriff der UNESCO nicht erfüllen. Zunehmend wird in Frage gestellt, ob die spezielle Ausbildungsregelung nach § 66 BBiG/§ 42 m HwO die Anforderungen eines inklusiven Bildungssystems erfüllen kann (Euler & Severing, 2014, S. 9). Die Fachpraktikerausbildungen nach § 66 BBiG/§ 42m HwO bieten Menschen mit Behinderung den Zugang zur dualen Berufsausbildung. Der festgestellte Behindertenstatus entscheidet über die Aufnahme dieser Ausbildung. Diese Separierung der Menschen mit Behinderung durch eine integrative Förderung kann zur Stigmatisierung durch

Außenstehende und zur Ausgrenzung in der Gesellschaft führen (Euler, 2016, S. 37). Separierung erfüllt nicht die Anforderungen der Inklusion. In der inklusiven Berufsausbildung darf der Ausgangpunkt der Förderung nicht die Behinderung sein, sondern die individuellen Bedürfnisse des Auszubildenden (Baethge, 2015, S. 39). Deshalb ist nach Bylinski ein Perspektivwechsel nötig (Ballauf, 2015, S. 21.). Denn im bisherigen integrativen Berufsbildungssystem, in dem die Auszubildenden dem System angepasst werden, können keine gleichen Bildungschancen und die gesellschaftliche Teilhabe realisiert werden. Eine individuelle Förderung in heterogenen Lerngruppen und eine gleichzeitige gemeinsame Entwicklungsmöglichkeit können eine individuellere Gestaltung des Berufsweges ermöglichen. Flexible Angebote, die innerhalb der regulären Berufsausbildung Auszubildende individuell fördern, sollten sich auf den Anschluss der Auszubildenden orientieren und nicht ausschließlich den Abschluss zum Ziel haben (ebd., S. 22). Damit in den beruflichen Schulen eine inklusive sonderpädagogische Förderung möglich ist, dürften erhebliche zusätzliche Ressourcen, wie die bauliche, personelle und sächliche Ausstattung erforderlich sein. Gegenwärtig dürften aufgrund der günstigen Wirtschaftslage die öffentlichen Haushalte Spielräume haben, um Zusatzbedarfe im Bildungswesen zu decken. Eine Herausforderung wird die Anpassung der Rahmenlehrpläne und Bildungspläne sein. Außerdem steht gut qualifiziertes Personal nicht kurzfristig zu Verfügung (Autorengruppe Bildungsberichterstattung, 2018, S. 39ff.).

Allerdings besteht in NRW keine Verpflichtung flächendeckend inklusiven Unterricht anzubieten. Danach erfüllt die Einrichtung von Schwerpunktschulen die Voraussetzungen eines inklusiven Schulsystems. Als Orte sonderpädagogischer Förderung werden ausdrücklich die Berufskollegs ausgewiesen. Spezielle Vorgaben zu inklusiver Bildung in der Berufsschule sind im Schulgesetz nicht verankert (Lange, 2016, S. 11f.). Inklusive berufliche Bildung heißt für junge Menschen mit Behinderung eine volle und gleichberechtigte Teilhabe an der Berufsausbildung in einem anerkannten Ausbildungsberuf, die gemeinsam mit Menschen ohne Behinderung in den Lernorten erfolgt (Euler, 2016, S. 29). Tatsächlich steht diese Möglichkeit nur einer geringen Zahl der Schulabgänger mit Behinderung offen (Euler & Severing, 2014, S. 9f.). Soziale Selektionsprozesse finden an allen Übergängen des Bildungssystems statt. Jedoch sind sie am Übergang von der Schule in die Berufsausbildung besonders ausgeprägt (Autorengruppe Bildungsberichterstattung, S. 103, 2012; Bylinski, 2016, S. 4). Hohe Exklusionsrisiken bestehen für Schüler mit sonderpädagogischen Förderbedarf, die eine Förderschule besucht haben (Niehaus, Kaul, Friedrich-Gärtner, Klinkhammer & Menzel, 2012, S. 52). Nach Abschluss der allgemeinbildenden Schule erhalten in der Regel Menschen mit Behinderung nur eine sonderpädagogische Förderung nach Feststellung des Status der Behinderung durch den Rehabilitationsträger in den berufsbildenden Schulen (Euler, 2016, S. 33).

Die Fachpraktikerausbildung im Betrieb sowie in einer speziellen Ausbildungseinrichtung für Behinderte kann demnach nicht die Kriterien einer inklusiven Berufsausbildung erfüllen. Dennoch eröffnet sie Menschen mit Behinderung den Weg zu einer qualifizierten Berufsausbildung, obwohl bei den Neuabschlüssen in 2017 38,90 % der Auszubildenden keinen allgemein bildenden Schulabschluss haben und ungefähr 55,13 % der Auszubildenden über einen Hauptschulabschluss verfügen (BiBB, 2018a, S. 2). Die Neuabschlüsse der Fachpraktikerausbildungsverträge im Berufsfeld EuH steigen kontinuierlich, jedoch steigt die Lösungsquote von 2012 bis 2014 gleichzeitig an. Zum Beispiel erhöht sich die Lösungsquote bei den Fachpraktikern Küche um mehr als das Dreifache (2012: 7,1 %; 2014: 22,8 %) (Zöller et al., 2017, S. 11). Die Gründe dieser Entwicklung dürften beide Ausbildungspartner betreffen, so dass dieses Ausbildungskonzept überprüft werden sollte. Vermutlich könnten die hohen Neuabschlüsse im Berufsfeld EuH auf erhöhte sonderpädagogische Förderungen zurückzuführen sein (Hinz, 2018, S. 17). Ziel dieser Förderungen könnte neben der beruflichen Ausbildung auch die Vermittlung von hauswirtschaftlichen Basisfertigkeiten sein, die für den eigenen Haushalt und für die Bewältigung des eigenen Lebens hilfreich sind (Kettschau, 2008, S. 5f.). Ein weiterer Aspekt könnten die vielfältigen Einsatzmöglichkeiten nach dem Abschluss der Berufsausbildung sein. Dazu zählen Privathaushalte, Heime, Jugendherbergen, Hotels und Restaurants (BA, 2018b; BA, 2016).

Für die Betriebe kann die Fachpraktikerausbildung langfristig Vorteile bieten, da die Auszubildenden bei einer Übernahme die betrieblichen Strukturen kennen und Fachkräfte von Hilfsaufgaben entlasten können. Außerdem können Menschen mit Behinderung motivierter sein, sich im Ausbildungsbetrieb weiterhin einzubringen, da die Arbeitsplatzsuche schwierig sein kann (Industrie- und Handelskammer (IHK, 2018, S. 38f.). Nach der Sachstandsanalyse des BiBB (September 2016) ist der Bekanntheitsgrad der Fachpraktikerausbildung sehr gering. Betriebe, die keine Erfahrung mit Fachpraktikerausbildungen haben, sind negativer dazu eingestellt als Betriebe mit Erfahrung. Die positive Einstellung der Betriebe erhöht die Ausbildungsbereitschaft der Betriebe, die Übernahme der Fachpraktikerabsolventen in sozialversicherungspflichtige Arbeitsverhältnisse und die Chancen am Arbeitsmarkt (Jörgens, Srbeny & Zöller, 2017, S. 55). Allerdings können im Gegensatz zu speziellen Ausbildungseinrichtungen für Behinderte kleinere und mittlere Betriebe meist keine pädagogische Professionalität bieten, so dass die finanzielle Belastung durch die rehabilitationspädagogische Zusatzausbildung für die Ausbilder sowie durch die Bereitstellung von zusätzlichem Fachpersonal die Einstellung von Fachpraktikerauszubildenden verhindern könnte (Deutscher Gewerkschaftsbund, 2012, S. 17ff.) Eine Alternative zur regulären Ausbildung im Betrieb oder der Berufsausbildung in außerbetrieblichen Einrichtungen ist in NRW der 3. Weg in der Berufsausbildung. Die Ausbildungsverläufe der Auszubildenden können unterschiedlich gestaltet werden, so dass neben berufsfachlichen Ausbildungsinhalten, Probleme der persönlichen und sozialen Lebensumstände in einem individuellen Qualifizierungs- und Förderplan berücksichtigt werden können. Ziele sind die Vermeidung eines Ausbildungsabbruchs und das Erreichen einer beruflichen Handlungsfähigkeit in einer individuellen Ausbildungszeit. Ausbildungsbausteine werden individuell strukturiert, wobei die Qualifizierung vor der Förderung steht. Der Arbeits- und Lernprozess soll die Stärken und Potenziale widerspiegeln und zur Erweiterung der Handlungsfähigkeit motivieren (Becker, Bleikertz & Gehrke, 2011, S. 47ff.; Buschmeyer & Eckhardt, 2009, S. 4f.). Dieses Ausbildungskonzept könnte für jeden ausbildungswilligen Jugendlichen die Grundlage für eine inklusive Berufsausbildung sein, da es die Anforderungen eines differenzierten, betriebsnahen, durchlässigen Ausbildungsmodells erfüllen könnte (Bylinski, 2016, S. 6). Jedoch ist die Akzeptanz in der Gesellschaft bezüglich der Eingliederung von Menschen mit Behinderung zu verbessern (Boldajipour & Böttjer, 2015, S. 9).

4 Fazit

Inklusion ist in der beruflichen Bildung ein Entwicklungsprozess, der nicht zu 100 Prozent abgeschlossen werden kann (Hinz, 2014, S.17). Nach Fthenakis ist das Bildungssystem auf Wettbewerb aufgebaut, das die Konkurrenz fördert und die Inklusion verhindert (Neises, 2018, S. 57f.). Gemeinsamer Unterricht und steigende Integrationsquoten von Menschen mit Behinderung gelten als Erfolgsindizien in der inklusiven Bildung. Jedoch ist zu beobachten, dass die erhöhte Anzahl der sonderpädagogischen Förderungen die Integrationsquoten positiv beeinflussen (Hinz, 2018, S. 17). Für die Umsetzung des weiten Inklusionsverständnisses der UNESCO in der beruflichen Bildung, wäre es notwendig, die besonderen Regelungen für Menschen mit Behinderung zu streichen (Wocken, 2010, S. 2f.) und allen ausbildungsinteressierten Jugendlichen eine Ausbildungsgarantie zu geben, die eine individuelle Förderung ermöglicht (Enggruber, 2018, S. 29f.). Fachpraktikerausbildungen mögen diesem Inklusionsverständnis nicht gerecht werden, aber sie ermöglichen Menschen mit Behinderung eine duale Berufsausbildung und mindern die Exklusionsrisiken. Jedoch sollte das Ziel angestrebt werden, inklusive Bildungssysteme, -angebote und Förderleistungen konsequent zu verbessern (Arndt, 2018, S. 50). Die Mehrheit der Betriebe befürwortet strukturelle Veränderungen im Ausbildungssystem. Die Ausbildung für Jugendliche mit Behinderung sollte individueller ausgerichtet werden und in Ausbildungsbausteine gegliedert werden (Enggruber & Rützel, 2014, S.9). Da aktuell gesichertes Wissen über die Realisierung einer inklusiven Bildung fehlt (Bundesamt für Arbeit und Soziales (BMAS), 2016, S. 56), sollte die Herausforderung sein, strukturelle und rechtliche Rahmenbedingungen zu schaffen, die allen Jugendlichen mit Behinderung eine inklusive berufliche Bildung ermöglichen können. Darüber hinaus müssen Aspekte einer sich wandelnden beruflichen Arbeitssituation vor allem auch im inklusiven Sektor der beruflichen Bildung berücksichtigt werden.

Literaturverzeichnis

Arndt, I. (2018): Verbesserung der Übergänge von Jugendlichen von der Schule in Ausbildung und Beruf durch die Umsetzung von Inklusion im Bildungssystem. In I. Arndt, F. Neises & K. Weber (Hrsg.), *Inklusion im Übergang von der Schule in Ausbildung und Beruf. Hintergründe, Herausforderungen und Beispiele aus der Praxis.* Bonn: Budrich, S. 38-54.

Autorengruppe Bildungsberichtserstattung (2012): *Bildung in Deutschland 2012.* Verfügbar unter https://www.bildungsbericht.de/de/bildungsberichte-seit-2006/bildungsbericht-2012/pdf-bildungsbericht-2012/bb-2012.pdf [02.02.2019] , S. 102-107.

Autorengruppe Bildungsberichtserstattung (2018): *Bildung in Deutschland 2018.* Verfügbar unter https://www.bildungsbericht.de/de/bildungsberichte-seit-2006/bildungsbericht-2018/pdf-bildungsbericht-2018/bildungsbericht-2018.pdf [02.02.2019], S. 30-41.

Baethge, M. (2015): Bildungsbericht 2014: Inklusion in der beruflichen Bildung. In U. Erdsiek-Rave & M. John-Ohnesorg (Hrsg.). *Inklusion in der beruflichen Ausbildung.* Berlin: Friedrich-Ebert-Stiftung, S. 39-46.

Ballauf, H. (2015): *„An mehreren Stellschrauben drehen".* In Erziehung & Wissenschaft, Heft 07-08/2015, S. 21-22.

Beauftragte der Bundesregierung für die Belange von Menschen mit Behinderungen (2017): *Die UN-Behindertenrechtskonvention. Übereinkommen über die Rechte von Menschen mit Behinderungen.* Verfügbar unter https://www.behindertenbeauftragte.de/SharedDocs/Publikationen/UN_Konvention_deutsch.pdf?__blob=publicationFile&v=2 [02.02.2019], S. 21-22.

Becker, C., Bleikertz, T. & Gehrke, J. (2011): Der 3. Weg in der Berufsausbildung: Evaluationsergebnisse zum Pilotprojekt NRW. In BWP, Heft 02/2011, S. 47-51.

Boldajipour, S. & Böttjer, M. (2015): *„Mittendrin statt nur dabei" – Inklusive Ausbildungen für Menschen mit Behinderungen.* In Berufs- und Wirtschaftspädagogik, Heft 9/2015, S. 9-10.

Budde, J. & Hummrich, M. (2013): *Reflexive Inklusion.* Verfügbar unter https://www.inklusion-online.net/index.php/inklusion-online/article/view/193/199 [09.02.2019].

Bundesagentur für Arbeit (2016): *Fachpraktiker/in Küche.* Verfügbar unter https://berufenet.arbeitsagentur.de/berufenet/bkb/3747.pdf [02.02.2019].

Bundesagentur für Arbeit (2018a): *Fachpraktiker/in für Hauswirtschaft.* Verfügbar unter https://berufenet.arbeitsagentur.de/berufenet/bkb/10187.pdf [01.02.2019].

Bundesagentur für Arbeit (2018b): *Übersicht der Ausbildungsberufe für Menschen mit Behinderungen.* Verfügbar unter http://planet-beruf.de/index.php?id=13175 [02.02.2019].

Bundesagentur für Arbeit (2019): *Förderung – Die aktuellen Entwicklungen in Kürze – Januar 2019.* Verfügbar unter https://statistik.arbeitsagentur.de/Navigation/Statistik/Statistik-nach-Themen/Arbeitsmarktpolitische-Massnahmen/Arbeitsmarktpolitische-Massnahmen-Nav.html [07.02.2019], S. 10.

Bundesinstitut für Berufsbildung (2011): *Empfehlung für eine Ausbildungsregelung zum Fachpraktiker Küche (Beikoch)/zur Fachpraktikerin Küche (Beiköchin) gemäß § 66 BBiG/§ 42m HwO.* Verfügbar unter https://www.bibb.de/dokumente/pdf/HA150.pdf [27.01.2019].

Bundesinstitut für Berufsbildung (2016): *Ausbildungsregelungen Nach § 66 BBiG/§ 42m HwO für Menschen mit Behinderungen und ReZA-Qualifikation für das Ausbildungspersonal. Eine*

Sachstandsanalyse. Verfügbar unter https://www.bibb.de/tools/da-pro/data/documents/pdf/eb_78141.pdf [15.01.2019], S. 24.

Bundesinstitut für Berufsbildung (2018a): *BiBB-Datenblatt. Berufe für Menschen mit Behinderung insgesamt (§ 66 BBiG, § 42m HwO).* Verfügbar unter https://www2.bibb.de/bibb-tools/tools/dazubi/data/z/B/30/4800.pdf [03.02.2019], S. 1-2.

Bundesinstitut für Berufsbildung (2018b): *Verzeichnis der anerkannten Ausbildungsberufe 2018.* Verfügbar unter https://www.bibb.de/dokumente/pdf/verzeichnis_anerkannter_ausbildungsberufe_2018.pdf [02.02.2019], S. 2.

Bundesinstitut für Berufsbildung, Institut für Arbeitsmarkt- und Berufsforschung (2018): *Berufliche Qualifikation.* Verfügbar unter https://www.bildungsbericht.de/de/bildungsberichte-seit-2006/bildungsbericht-2018/pdf-bildungsbericht-2018/bildungsbericht-2018.pdf [02.02.2019].

Bundesministerium für Arbeit und Soziales (2016): *„Unser Weg in eine inklusive Gesellschaft".* Verfügbar unter http://www.bmas.de/SharedDocs/Downloads/DE/PDF-Schwerpunkte/inklusion-nationaler-aktionsplan-2.pdf?__blob=publicationFile&v=4 [08.02.2019], S. 56-57.

Bundesvereinigung der Deutschen Arbeitgeberverbände (2019): *Ausbildung.* Verfügbar unter http://www.inklusion-gelingt.de/ausbildung.html [07.02.2019].

Buschmeyer, H. & Eckhardt, C. (2009): *3. Weg in der Berufsausbildung.* Verfügbar unter https://www.gib.nrw.de/service/downloaddatenbank/Arbeitspapiere_30.pdf [07.02.2019], S. 4-5.

Bylinski, U. (2015): *Inklusive Berufsbildung: Vielfalt aufgreifen – alle Potenziale nutzen!* Verfügbar unter: http://library.fes.de/pdf-files/studienfoerderung/11266.pdf [01.02.2019], S. 51.

Bylinski, U. (2016): *Gestaltung individueller Entwicklungsprozesse und inklusiver Lernsettings in der beruflichen Bildung.* Verfügbar unter www.bwpat.de/ausgabe30/bylinski_bwpat30.pdf [05.02.2019], S. 6.

Bylinski, U. & Rützel, J. (2016): *Inklusion als Chance und Gewinn für eine differenzierte Berufsbildung.* Verfügbar unter https://www.bibb.de/veroeffentlichungen/de/publication/show/7941 [18.01.2019], S. 7-24.

Deutscher Gewerkschaftsbund (2012): *Ausbildung von Jugendlichen mit Behinderung.* Verfügbar unter https://koeln-bonn.dgb.de/++co++afa662e6-d01d-11e1-4e1d-00188b4dc422/Menschen%20mit%20Behinderung%20-%20Ausbildung%20und%20Inklusion.pdf [02.02.2019], S. 17-19.

Deutsche UNESCO-Kommission (2019): *Bildungsagenda 2030.* Verfügbar unter https://www.unesco.de/bildung/bildungsagenda-2030 [02.02.2019].

El-Mafaalani, A. (2011): *Ungleiches ungleich behandeln! Inklusion bedeutet Umdenken.* In Berufsbildung und Praxis. BWP, 40/2, S. 39-42.

Enggruber, R. (2018): Reformvorschläge zu einer inklusiven Gestaltung der Berufsausbildung. In I. Arndt, F. Neises & K. Weber (Hrsg.), *Inklusion im Übergang von der Schule in Ausbildung und Beruf. Hintergründe, Herausforderungen und Beispiele aus der Praxis.* Bonn: Budrich, S. 27-37.

Enggruber, R. & Rützel, J. (2014): *Berufsausbildung junger Menschen mit Behinderungen. Eine repräsentative Befragung von Betrieben.* Verfügbar unter https://www.bertelsmann-stiftung.de/fileadmin/files/BSt/Publikationen/GrauePublikationen/GP_Berufsbildung_junger_Menschen_mit_Behinderungen.pdf [09.02.2019], S. 9-10.

Euler, D. (2016): Inklusion in der Berufsausbildung. Bekenntnisse – Erkenntnisse – Herausforderungen – Konsequenzen. In A. Zoyke & K. Vollmer (Hrsg.), *Inklusion in der Berufsbildung: Befunde – Konzepte – Diskussionen*. Bielefeld, S. 27-42.

Euler, D. & Severing, E. (2014): *Inklusion in der beruflichen Bildung. Daten, Fakten, offene Fragen*. Verfügbar unter https://www.bertelsmann-stiftung.de/fileadmin/files/BSt/Publikationen/GrauePublikationen/LL_GP_Inkusion_Position_150610_final.pdf [02.02.2019], S. 9-10.

Fegebank, B. (2015): *Berufsfeldlehre „Ernährung und Hauswirtschaft"*. Baltmannsweiler: Schneider Verlag Hohengehren, S. 48-50.

Friend, M., Cook, L. (2010): *Interactions. Collaboration Skills for School Professionals* (6. Auflage). Boston: Pearson Education, S. 297- 298.

Hauptausschuss des Bundesinstituts für Berufsbildung (2011): *Empfehlung für eine Ausbildungsregelung zum Fachpraktiker Küche (Beikoch)/zur Fachpraktikerin Küche (Beiköchin) gemäß § 66 BBiG/§ 42m HwO*. Verfügbar unter https://www.bibb.de/dokumente/pdf/HA150.pdf, [02.02.2109].

Herdegen, M. (1995): *Der neue Diskriminierungsschutz für Behinderte im Grundgesetz*. Bonn: Eigenverlag.

Heimann, K. (2013): *Inklusion: In der dualen Berufsausbildung kann sie gelingen*. WISO direkt, Heft Nov./2013, S. 1-2.

Hinz, A. (2014): Inklusion im Bildungskontext: Begriffe und Ziele. In S. Kroworsch (Hrsg.), *Inklusion im deutschen Schulsystem. Barrieren und Lösungswege*, Berlin: Deutscher Verein für öffentliche und private Fürsorge e.V., S. 15-25.

Hinz, A. (2018): Inklusion und ihre Bedeutung für die berufliche Bildung. In: I. Arndt, F. Neises, & K. Weber (Hrsg.), *Inklusion im Übergang von der Schule in Ausbildung und Beruf. Hintergründe, Herausforderungen und Beispiele aus der Praxis*. Bonn: Budrich, S. 15-26.

Industrie- und Handelskammer Bonn/Rhein-Sieg (IHK) (2018): *Wissenstransfer Inklusion*. Verfügbar unter https://www.ihk-bonn.de/fileadmin/dokumente/Downloads/Inklusion/Broschuere_Wissenstransfer_Inklusion.pdf [09.02.2019], S. 38-39.

Jörgens, J., Srbeny, C., Zöller, M. (2017): *Fachpraktiker-Ausbildungen in der Praxis*. In Berufsbildung in Wissenschaft und Praxis. Heft 05/2017, S. 53-55.

Kettschau, I. (2008): *Hauswirtschaftliche Berufsbildung – Fakten, Trends und Gestaltungsaufgaben*. In bwp@ Spezial 4 – HT 2008, S. 5-6.

Kettschau, I. (2013): *Berufsfeld Ernährung und Hauswirtschaft: Heterogenität als Merkmal – Gemeinsamkeit als Chance*. Verfügbar unter https://budrich-journals.de/index.php/HiBiFo/article/viewFile/11953/10411 [20.01.2019], S. 8-9.

Lange, V. (2016): *Inklusion in der Schule und der beruflichen Bildung in Nordrhein-Westfalen*. Verfügbar unter https://library.fes.de/pdf-files/studienfoerderung/12388.pdf [01.02.2019], S. 11-12.

Lindmeier, B. & Lindmeier, C. (2012): *Pädagogik bei Behinderung und Benachteiligung*. Band 1: Grundlagen. Stuttgart: W. Kohlhammer.

Löser, J. M. & Wernig, R. (2015): *Inklusion – allgegenwärtig, kontrovers, diffus?* In Erziehungswissenschaft, Heft 26/2015, S. 17-24.

Ministerium des Innern des Landes Nordrhein-Westfalen (Hrsg.) (2019): Geltende Gesetze und Verordnungen (SGV. NRW) Verfügbar unter https://recht.nrw.de/lmi/owa/br_text_anzeigen?v_id=10000000000000000524#NORM [11.02.2019].

Neises, F. (2018): Exklusion überwinden – Zugänge zu und Teilhabe an regulärer Ausbildung und Beschäftigung. In: I. Arndt, F. Neises & K. Weber (Hrsg.), *Inklusion im Übergang von der Schule in Ausbildung und Beruf. Hintergründe, Herausforderungen und Beispiele aus der Praxis*. Bonn: Budrich, S. 55-72.

Niehaus, M., Kaul, T., Friedrich-Gärtner, L., Klinkkammer, D. & Menzel, F. (2012): *Zugangswege junger Menschen mit Behinderung in Arbeit und Beruf. Reihe: Berufsbildungsforschung.* Band 14. Bonn, Berlin, S. 52-53.

Prengel, A. (2001): Egalitäre Differenz in der Bildung. In: H. Lutz (Hrsg.), *Unterschiedlich verschieden. Differenz in der Erziehungswissenschaft*. Opladen: Leske und Budrich, S. 92-107.

Prengel, A. (2015): Inklusive Bildung: Grundlagen, Praxis, offene Fragen. In T. Häcker & M. Walm (Hrsg.), *Inklusion als Entwicklung*. Bad Heilbrunn: Klinkhardt, S. 31-33.

Rahn, S., Brüggemann, T. & Hartkopf, E. (2013): *Koch/Köchin, Hauswirtschaftlerin und Co. – „Ernährung und Hauswirtschaft"* im Berufswunschspektrum Jugendlicher. In Haushalt in Bildung & Forschung, Heft 1/2013, S. 22.

REHADAT-Bildungsportal (2019): *Erstausbildungen nach § 66 BBiG/§ 42m HwO/ Fachpraktikerberufe*. Verfügbar unter https://www.rehadat-bildung.de/de/angebote/erstausbildung-nach-paragr-66-paragr-42-fachpraktikerberuf [07.02.2019].

Sozialgesetzbuch (SGB IX) (2016): *§ 2 SGB IX Begriffsbestimmungen*. Verfügbar unter www.gesetze-im-internet.de/bbig_2005/__66.html [02.02.2019].

UNESCO (1994): *Die Salamanca Erklärung und der Aktionsrahmen zur Pädagogik für besondere Bedürfnisse. Ausgenommen von der Weltkonferenz „Pädagogik für besondere Bedürfnisse: Zugang und Qualität"*. Salamanca, Spanien, 7. - 10. Juni 1994. Verfügbar unter https://www.unesco.de/sites/default/files/2018-03/1994_salamanca-erklaerung.pdf [01.02.2019], S. 4.

Vollmer, K. & Frohnenberg, C. (2014): *Nachteilsausgleich für behinderte Auszubildende. Handbuch für die Ausbildungs- und Prüfungspraxis*. Verfügbar unter https://www.wbv.de/shop/themenbereiche/berufsbildung/shop/detail/name/_/0/1/113-001/nb/0/category/136.html [05.02.2019].

Wocken, H. (2010): *Qualitätsstufen der Behindertenpolitik und -pädagogik*. Verfügbar unter https://www.ev-akademie-boll.de/service/online-dokumente/dokumente-detail/news///qualitaetsstufen-der-behindertenpolitik-und-paedagogik.html [Download am 10.01.2019].

Zöller, M., Srbeny, C. & Jörgens, J. (2017): *Ausbildungsregelung nach § 66 BBiG/§ 42m HwO für Menschen mit Behinderung und ReZA-Qualifikation für das Ausbildungspersonal*. Verfügbar unter https://www.bibb.de/veroeffentlichungen/de/publication/show/8486 [02.02.2019], S. 10-11.

Anhang

Empfehlung für eine Ausbildungsregelung zum Fachpraktiker Küche (Beikoch)/zur Fachpraktikerin Küche (Beiköchin) gemäß § 66 BBiG/§ 42m HwO, § 8 (Hauptausschuss des BiBB, 2011).

Empfehlung

für eine Ausbildungsregelung Fachpraktiker Küche (Beikoch)/Fachpraktikerin Küche (Beiköchin) gemäß § 66 BBiG/§ 42m HwO

PARAGRAFENTEIL

§ 8

Ausbildungsrahmenplan, Ausbildungsberufsbild

(1) Gegenstand der Berufsausbildung sind mindestens die im Ausbildungsrahmenplan (Anlage) aufgeführten Fertigkeiten, Kenntnisse und Fähigkeiten (berufliche Handlungsfähigkeit).

Eine von dem Ausbildungsrahmenplan abweichende Organisation der Ausbildung ist insbesondere zulässig, soweit die jeweilige Behinderung der Auszubildenden oder betriebspraktische Besonderheiten die Abweichung erfordern.

(2) Gegenstand der Ausbildung zum Fachpraktiker Küche (Beikoch)/zur Fachpraktikerin Küche (Beiköchin) sind mindestens die folgenden Fertigkeiten, Kenntnisse und Fähigkeiten:

1. Berufsbildung, Arbeits- und Tarifrecht,
2. Aufbau und Organisation des Ausbildungsbetriebes,
3. Sicherheit und Gesundheitsschutz bei der Arbeit,
4. Umweltschutz,
5. Umgang mit Gästen,
6. Arbeitsplanung: Einsetzen von Geräten, Maschinen und Gebrauchsgütern,
7. Hygiene,
8. Warenwirtschaft,
9. Anwenden einfacher arbeits- und küchentechnischer Verfahren,
10. Verarbeiten von pflanzlichen Nahrungsmitteln,
11. Vor- und Zubereitungsarbeiten in der kalten Küche,

INFO-TAFEL

Empfehlung

für eine Ausbildungsregelung Fachpraktiker Küche (Beikoch)/Fachpraktikerin Küche (Beiköchin) gemäß § 66 BBiG/§ 42m HwO

12. Herstellen von Grundsuppen und Grundsoßen,

13. Verarbeiten von Fleisch, Geflügel und Fisch,

14. Zubereiten einfacher Speisen aus Molkereiprodukten und Eiern,

15. Herstellen und Anrichten von einfachen Frucht- und Süßspeisen,

16. Verarbeiten und Anrichten von Halbfertig- und Fertigprodukten.

17

22

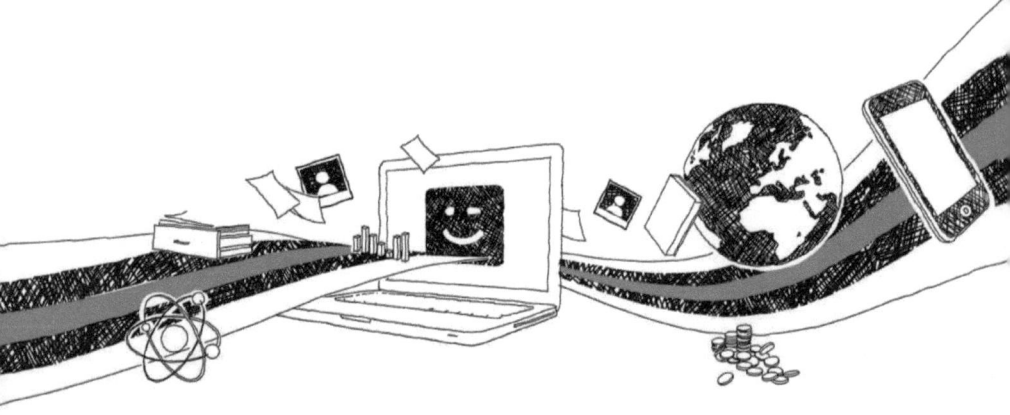
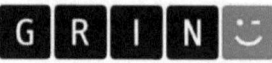